LES ALIÉNÉS

à l'Infirmerie spéciale

PRÈS LE DÉPOT DE LA PRÉFECTURE DE POLICE

PAR

Le D[r] Ad. RUEFF

Ancien chef de clinique adjoint de Pathologie mentale
à la Faculté de Médecine de Paris
Ancien médecin adjoint de l'Infirmerie spéciale
Chevalier de la Légion d'honneur

Prix : UN franc

EN VENTE CHEZ VICTORION
PARIS — 5, RUE DUPUYTREN — PARIS

LES ALIÉNÉS

à l'Infirmerie spéciale

CORBEIL. — IMPRIMERIE ÉD. CRÉTÉ.

LES ALIÉNÉS

à l'Infirmerie spéciale

PRÈS LE DÉPOT DE LA PRÉFECTURE DE POLICE

PAR

Le Dr Ad. RUEFF

Ancien chef de clinique adjoint de Pathologie mentale
à la Faculté de Médecine de Paris
Ancien médecin adjoint de l'Infirmerie spéciale
Chevalier de la Légion d'honneur

EN VENTE CHEZ VICTORION
PARIS — 5, RUE DUPUYTREN — PARIS

AVANT-PROPOS

Attaché, depuis le 31 juillet 1886, au service de l'Infirmerie spéciale, en qualité de deuxième médecin adjoint, j'ai pu, malgré l'intermittence de mes fonctions, recueillir un certain nombre de faits et d'observations dont j'ai tiré quelques déductions qu'il m'a semblé intéressant de publier. Ces observations ont trait à la façon dont la Préfecture de Police comprend ses devoirs à l'égard des personnes présumées aliénées, que la loi place sous sa tutelle et sa protection, pendant l'espace de temps qui s'écoule entre la privation de leur liberté et leur entrée dans un asile. L'Infirmerie spéciale a longtemps été considérée comme un poste d'observation où séjournaient le moins de temps possible les personnes arrêtées par voie administrative, et qui devaient être soumises à l'examen d'un spécialiste. L'exiguité du local, ses mauvaises conditions hygiéniques, les inconvénients d'une alimentation grossière et très insuffisante pour des sujets affaiblis étaient en partie contre-balancés par la rapidité avec laquelle le corps médical s'efforçait de statuer. Ces lacunes se sont énormément aggravées depuis le jour où le Préfet de Police, se basant sur de prétendus besoins de l'Enseignement, s'est cru autorisé à créer à l'Infirmerie un cours de Psychiatrie médico-légale. Depuis lors, la nature même de l'Infirmerie s'est transformée; de simple hôtellerie administrative, l'Infirmerie est devenue une Clinique dont l'installation, à mon avis, lèse profondément les intérêts de ceux qui y servent de sujets. Chargée par la loi d'assurer purement et simplement la sécurité publique et individuelle, l'administration préfectorale a cru devoir sortir de ses attributions pour s'engager sur le terrain délicat d'un enseignement de nature spéciale, où de nombreux intérêts sont à sauvegarder et, en tout premier lieu, celui même des malades. Son manque de compétence en la tière lui a fait sacrifier ces derniers certaines influences, sur la nature et le but desquelles je ne veux pas insister. Les cours de Psychiatrie, tels qu'ils ont fonctionné jusqu'à ce jour, me semblent inutiles et vexatoires, et j'espère en fournir la preuve dans le corps de cette brochure. On aurait pu, dans une certaine mesure, en atténuer les inconvénients et l'illégalité par certaines dispositions sur lesquelles il m'eût été agréable d'attirer l'attention du Préfet de Police, si j'avais pu l'aborder. Dans une circonstance récente, il m'a été donné de constater que les services que j'avais cru rendre pendant la durée de mes fonctions ne m'avaient acquis aucun droit à ses égards, ni l'autórité nécessaire pour lui faire partager mes idées, quelque justes qu'elles puissent être. Je me suis donc décidé à communiquer mes impressions au public avec l'espoir que d'autres plus autorisés et plus puissants que moi s'intéresseront à la cause non seulement des aliénés, mais encore de tous ceux qu'un malaise subit et passager pourrait faire conduire à l'Infirmerie spéciale. Ils ont d'autant plus besoin de protection que l'article 18 de la Loi de 1838 les livre entièrement, sans aucun contrôle, à l'arbitraire administratif, auquel ils ne peuvent se soustraire, ni par eux-mêmes, ni par l'intervention des leurs, qui ignorent d'une façon absolue le sort qui est fait à leurs proches, et la portée des épreuves qu'on leur fait subir.

LES ALIÉNÉS
A LA
PRÉFECTURE DE POLICE

STATISTIQUE DES ENTRÉES

Les placements faits dans les asiles publics ou privés sont de deux sortes : les placements volontaires et les placements d'office. Ces derniers, qui, seuls, ont trait à notre sujet, sont ordonnés par l'autorité publique en vertu des articles 18 et 19 de la Loi de 1838. Dans le département de la Seine, presque tous les placements d'office se font par l'intermédiaire de la Préfecture de Police, où les personnes présumées aliénées sont envoyées pour y être soumises à un examen médical. A la suite de cet examen, elles sont ou bien dirigées sur un asile, quand leur état semble justifier un internement, ou bien remises en liberté, quand elles ne semblent pas justiciables d'une pareille mesure.

La statistique générale des placements effectués chaque année est intégralement publiée dans les volumes successifs de l'*Annuaire statistique de la Ville de Paris*, auxquels on pourra se reporter si on veut se rendre compte du mouvement de l'aliénation mentale à Paris. Dans ce travail, nous n'envisagerons que les chiffres obtenus pour l'année 1904, qui sont les plus récents et ne s'éloignent guère de ceux qui ont trait aux trois ou quatre années antérieures.

Pendant l'année 1904, le Préfet de Police a pris, en vertu de l'article 18 de la Loi de 1838, 2 142 arrêtés de placements et a prononcé 421 mises en liberté sur une population de 2 563 personnes amenées à l'Infirmerie spéciale comme présumées aliénées. Un sixième de cette population n'a donc pas été reconnu en état d'aliénation mentale.

Les entrées à l'Infirmerie s'effectuent par

trois voies différentes : les commissaires de police, les bureaux judiciaires et le bureau des prisons.

A. *Personnes envoyées par les commissaires de police.* — 1 264 hommes, 970 femmes ont été envoyés par les commissaires de police. Il ne faudrait pas se figurer qu'ils ont tous été amenés à la suite de scandales sur la voie publique, d'actes pouvant compromettre la morale publique, la sécurité des personnes et la conservation de la propriété : car, sur 1 264 hommes, 565 seulement ont été arrêtés sur la voie publique, tandis que 699 l'ont été à domicile. Sur 970 femmes, 268 ont été arrêtées sur la voie publique, 702 à leur domicile. Vu les formalités que nécessitent jusqu'à nouvel ordre et tant que la Loi de 1838 ne sera pas abrogée, les placements volontaires gratuits dans les divers asiles de la Seine, presque tous les internements de malades indigents s'effectuent à Paris par l'intermédiaire du Préfet de Police et ont, par conséquent, le caractère de placements d'office.

Les personnes arrêtées à domicile le sont à la suite de démarches d'un membre de la famille ou de voisins qu'elles ont troublés par leur agitation, ou auxquels elles inspirent des craintes. Souvent il s'agit de vieillards, d'infirmes atteints de lésions organiques du cerveau, que la famille cherche à faire hospitaliser parce qu'elle n'est plus en état d'assurer leur subsistance.

Avant de signer l'*ordre d'envoi* à la Préfecture d'un individu présumé aliéné, les commissaires de police exigent la production d'un certificat médical, qui couvre dans une certaine mesure leur responsabilité. Mais ce certificat n'est pas indispensable, et beaucoup d'entrants, surtout ceux qui sont arrêtés sur la voie publique, en sont dépourvus. A l'ordre d'envoi sont joints : une *feuille de renseignements* concernant l'état civil du malade, la nature et les causes de son état, et un *procès-verbal*, dans lequel figurent les témoignages des personnes qui ont assisté à l'apparition et suivi l'évolution de la maladie.

Les placements, ordonnés en vertu de l'article 19, ne comportent pas toutes ces formalités, et, en cas de danger imminent attesté par la notoriété publique, par la fureur ou le délire des sujets en cause, les commissaires de police procèdent à leur envoi immédiat, soit à l'asile Sainte-Anne, soit à l'Infirmerie, quitte à constituer ultérieurement leur dossier. Certains de ces malades sont tellement égarés qu'ils sont incapables de fournir aucun renseignement sur leur état civil, leur domicile, etc., et on les interne sous la dénomination d'*inconnu*, qui leur reste jusqu'au jour où ils recouvrent quelques lueurs de raison.

Dans le but de se conformer à l'article 19 de la Loi de 1838, qui veut que le Préfet de Police statue sans délai, il est enjoint aux commissaires de faire coïncider les envois qu'ils font avec l'heure fixée pour la visite des malades et leur direction sur les asiles. Ceux-ci ne bénéficient pas ou peu de ces dispositions si humaines; car, une fois qu'ils ont franchi les portes l'Infirmerie, tout se coalise pour leur faire faire un séjour plus prolongé que ne le comporte l'examen pur et simple de leur situation mentale. Parmi les obstacles à une solution rapide, il faut compter l'état d'âme médicale qui, par crainte des responsabilités, ajourne ses décisions, le désir d'observer longuement les cas intéressants, et enfin la nécessité de pourvoir les cours de psychiatrie de sujets susceptibles de se prêter à l'enseignement clinique. Toutes ces circonstances, qui n'ont rien de blâmable en elles-mêmes, sont très préjudiciables à la santé même des sujets ajournés, par suite des conditions d'hygiène vraiment déplorables dans lesquelles se trouve l'Infirmerie spéciale.

B. *Personnes envoyées par les bureaux judiciaires.* — En 1904, il y a eu 33 sujets appartenant à cette catégorie et venus au Dépôt à la suite d'arrestations pour des délits peu importants. C'est l'administration elle-même, en la personne du troisième Bureau, ou le Parquet, qui réclame leur examen par les médecins aliénistes, quand les gardiens ont constaté chez le prévenu une attitude normale.

C. *Personnes envoyées par le Bureau des prisons.* — Les 302 sujets émanant de cette source étaient des prévenus ou détenus qui avaient paru frappés d'aliénation pendant le cours de leur incarcération, des hospitalisés de Nanterre ou Villers-Cotteret, qui avaient donné des signes de dérangement intellectuel. C'est parmi les détenus que se rencontrent la plupart des simulateurs qu'on observe au Dépôt, et qui sont moins nombreux qu'on ne se le figure.

SORTIES

Les personnes dont l'internement semble nécessaire à un des médecins du service sont l'objet d'un arrêté de placement pris par le Préfet de Police et signé par lui. Ils sont, pour la plupart, dirigés sur l'asile Sainte-Anne, où ils sont de nouveau examinés par le Bureau d'admission, puis répartis dans les divers asiles de la Seine (Asile Clinique, Ville-Évrard, Vaucluse, Villejuif, Maison-Blanche, Bicêtre, la Salpêtrière, Fondation Vallée, Colonie de Dun-sur-Auron et d'Ainay-le-Château). Un très petit nombre vont, sur la demande des parents, à la Maison nationale de Charenton ou dans des maisons de santé.

La majeure partie des malades du Bureau central d'admission proviennent de l'Infirmerie spéciale; il en est entré de ce chef 2 142 en 1904. Les autres sont l'objet de placements volontaires, viennent des hôpitaux et hospices de l'Assistance publique ou d'établissements de province. Il semble *a priori* que l'examen par le médecin de ce Bureau central d'admission, qui s'effectue, entre parenthèses, dans des conditions bien autrement satisfaisantes que celui du Dépôt, devrait suffire pour permettre l'accès des asiles. Mais, tant que la Loi de 1838, complétée par l'Ordonnance royale du 18 décembre 1839, ne sera pas abrogée, le Préfet de Police seul a le droit d'ordonner les placements d'office; or tous les aliénés indigents sont l'objet d'internements de cette nature; c'est ce qui explique le nombre élevé des passages à l'Infirmerie.

Les inconvénients de ce mode de placement n'ont pas été sans attirer depuis longtemps l'attention des médecins et des hommes politiques qui se sont occupés de ces questions. Ainsi, un ancien conseiller municipal, M. Loiseau, disait en 1873, devant une commission instituée par le Préfet de la Seine, que le service d'admission, institué à Sainte-Anne, ne put fonctionner par suite de conflits élevés à ce sujet entre le Préfet de Police et le Préfet de la Seine. La question n'est pas encore résolue jusqu'à ce jour, au moins en ce qui concerne les indigents, car les malades payants arrivent assez facilement, à condition que les leurs fassent quelques démarches, à éviter le passage si pénible de l'Infirmerie.

ORGANISATION DE L'INFIRMERIE SPÉCIALE

L'Infirmerie spéciale, telle qu'elle fonctionne actuellement, date de 1845. Avant cette époque, quand le Préfet de Police avait à appliquer la Loi de 1838, il avait recours aux médecins du Bureau central d'admission dans les hôpitaux, et n'envoyait d'office dans les asiles de Bicêtre et de la Salpêtrière que les malades reconnus par ces derniers. On s'aperçut bientôt que les examens étaient faits trop sommairement et qu'ils ne présentaient pas des garanties suffisantes. En 1845, le Préfet de Police fit amener au Dépôt même les personnes qu'on supposait aliénées, et il créa un poste de médecine chargé de les examiner. C'est là l'origine de l'Infirmerie spéciale, dont le service, par suite du nombre toujours croissant des cas de folie, a fini par nécessiter le concours de trois médecins, dont un chef et deux adjoints. En vertu du Décret du 25 mars 1852, sur la décentralisation administrative, c'est le Préfet de Police seul qui nomme à ces emplois. Le fonctionnement intérieur de l'Infirmerie spéciale est également sous sa direction exclusive, car il n'y est fait aucune allusion dans les diverses instructions et circulaires ministérielles, telles que celles du 20 mars 1857 par exemple, qui ont trait au service intérieur des asiles d'aliénés.

En outre de la partie médicale, le Préfet de Police dispose d'une partie administrative, qui est représentée par le cinquième Bureau de la première division. Ce service est chargé d'assurer l'exécution de toutes les mesures qu'entraîne l'application de la Loi de 1838, c'est-à-dire tout ce qui a trait à la police des aliénés en tant que placements, sorties ou maintenues dans les asiles.

CLIENTÈLE DE L'INFIRMERIE SPÉCIALE

La clientèle de l'Infirmerie spéciale est des plus variées, tant comme état civil que comme origine. On y rencontre des gens appartenant à tous les milieux, à toutes les nationalités. Toute personne dont les actes et les gestes paraîtraient inexplicables à un commissaire de police, qui aurait eu sur la voie publique une absence même de courte durée, pendant laquelle elle aurait momentanément perdu l'usage de la parole, tout en conservant celui de ses membres, a bien des chances d'être dirigée d'urgence sur l'Infirmerie. Ces transferts d'urgence ne sont d'ailleurs pas sans présenter quelque inconvénient pour ceux qui en sont l'objet, comme me le faisait remarquer un malade que je faisais remettre en liberté une demi-heure après son arrivée. Sujet à de rares intervalles à des absences pendant lesquelles il ne peut s'exprimer qu'en bredouillant, il avait déjà une fois été amené à l'Infirmerie et maintenu pendant trois jours en observation, ce qui lui avait causé le plus grand préjudice en inspirant à ses patrons des doutes sur l'intégrité de ses facultés. Le médecin de service qui ne l'avait pas libéré était dans son droit, mais il eût peut-être mieux valu pour le malade que ce dernier n'eût pas à intervenir. Le maintien au poste pendant quelques instants eût édifié le magistrat, quitte à ce que ce dernier, pour couvrir sa responsabilité, ait eu recours à un médecin, ce qui, au point de vue matériel, n'eût pas été plus onéreux que le transport. Comme le disait déjà, en 1873, le Dr Blanche, et depuis lors le Dr Bourneville, le passage à la Préfecture est réellement très pénible pour les familles et souvent dangereux pour les malades. Quand il n'y a pas urgence absolue, il serait humain de maintenir pendant quelques heures les présumés aliénés dans les locaux du poste, de tâcher d'aviser leur famille, qui serait souvent disposée à se

2

charger elle-même des démarches nécessaires à un placement. Je me rends bien compte que cette procédure est moins expéditive, beaucoup plus délicate que la signature d'un ordre d'envoi. La plupart des commissaires de police procèdent avec discrétion; mais il arrive parfois que certains d'entre eux dirigent sur l'Infirmerie des sujets dont l'état ne présente pas de danger imminent et permettrait l'accomplissement des formalités que nous préconisons.

Le mécanisme même du transport comporte lui aussi quelques réflexions et quelques modifications qui seraient, je crois, d'une réalisation des plus faciles. Tous les malades envoyés par les commissariats arrivent en fiacre, convoyés quand ils sont calmes et inoffensifs par le secrétaire, par des agents quand ils sont agités. Ces derniers opposent parfois une résistance des plus violentes, se débattent avec fureur, causent du scandale sur la voie publique, et se blessent souvent par suite de l'étroitesse du véhicule dans lequel ils sont entassés, eux et leurs conducteurs. Rien ne serait plus facile et ne semblerait plus humain que de transférer les malades dans des voitures d'ambulance, qui sont plus spacieuses que les fiacres, et où ils pourraient être maintenus couchés par les agents sans être ligottés. Les médecins et, à plus forte raison, les commissaires de police ont toujours le droit de réquisitionner les voitures; il suffirait d'y penser. Les cas nécessitant l'emploi de ces voitures ne sont d'ailleurs pas excessivement fréquents, et il ne faudrait pas de crédits spéciaux. Il suffirait d'un peu d'initiative et que des ordres dans ce sens fussent donnés aux commissaires.

Par suite des circonstances spéciales dans lesquelles les malades de l'Infirmerie se présentent à l'observation, les affections dont ils sont atteints offrent un caractère particulier. Venant subitement d'être privés de leur liberté, ils ne pensent en général qu'à protester contre la mesure prise à leur égard, et ces réactions, suivant qu'ils sont conscients et inconscients, se mélangent à leurs manifestations délirantes et en modifient l'allure. Cette division en conscients et inconscients est loin d'être scientifique, mais elle répond bien à la physionomie qu'affectent dès leur entrée dans ce milieu les diverses modalités pathologiques qu'on aura à observer. Je n'emploie le mot *conscients* ni dans le sens métaphysique, ni dans le sens moral, mais j'entends par là la notion plus ou moins nette du milieu où on se trouve. L'alcoolisme, la paralysie générale, les diverses variétés de l'ivresse, les affaiblissements intellectuels qui surviennent chez les vieillards atteints de ramollissement cérébral, enlèvent en général à ceux qui en sont atteints la conscience de leur situation. Amenés à l'Infirmerie, ils ne savent ni ne demandent où ils se trouvent. L'alcoolique continue à voir se jouer devant lui les phases successives du drame qu'ont édifié dans son esprit les hallucinations dont il est atteint. Il persiste à retrouver dans sa cellule les êtres animés, hommes ou bêtes, qui le persécutaient chez lui. Son imagination en délire continue à enfanter les spectacles les plus terrifiants, les situations les plus étranges, les plus irréalisables qu'il soit possible, et dont témoigne sa physionomie anxieuse et terrifiée. Ces malades ne récriminent jamais contre leur séquestration, car ils sont trop inconscients. On s'évertue à les garder le moins longtemps possible à l'Infirmerie; mais, pour peu que des circonstances fortuites, telles que l'arrivée à une heure éloignée de la visite, les y maintiennent un certain temps, ce séjour peut leur être fatal. A l'agitation, à l'effervescence, au tremblement du début succède alors un état de collapsus, d'épuisement qui les sidère et les plonge dans un véritable coma. Quand ces accidents se produisent, les malades sont dirigés sur l'Hôtel-Dieu.

Il est incontestable qu'un séjour même momentané à l'Infirmerie spéciale est nuisible aux malades atteints de *delirium tremens*. Dans les cas d'intoxication alcoolique, le poumon constitue une des voies les plus importantes de l'élimination du poison, et l'on s'explique qu'un air vicié, confiné, puisse engendrer les complications que nous signalons et que l'on devrait d'autant plus s'évertuer à éviter qu'il s'agit de sujets jeunes, en général curables. Les accidents mortels dans le délire alcoolique sont surtout à redouter du premier au quatrième jour; le traitement urgent qu'on doit leur opposer, et qui comporte le séjour dans un espace vaste et largement aéré, les bains tièdes prolongés, etc., ne peut en aucune façon être institué dans un milieu tel que l'Infirmerie spéciale, qui, de par la force des choses, se trouve dépourvue de toute ressource thérapeutique.

Le paralytique général, surtout s'il est atteint de la forme expansive, est également inconscient, mais pour d'autres raisons. Tout entier à ses projets, à ses largesses, à ses idées de grandeur, il est incapable d'accorder la moindre attention à sa situation présente ; il ne s'aperçoit même pas qu'il a changé de milieu et manifeste dans les cellules de l'Infirmerie la même satisfaction que s'il était dans un palais. Il ne souffre aucunement de la contradiction qui existe entre son dénûment actuel et l'état de fortune ou de puissance qu'il se prête. Aussi est-il d'une docilité sans pareille, à moins qu'on ne heurte ses idées un peu brutalement.

La troisième catégorie d'inconscients est constituée par les vieillards déments que leur famille cherche à placer ou qui, égarés sur la voie publique et ne s'exprimant plus qu'en un jargon inintelligible, sont envoyés à l'Infirmerie en attendant qu'on les réclame et qu'on puisse reconstituer leur état civil. A cette classe appartiennent aussi les enfants atteints d'imbécillité, d'idiotie, dont on demande le placement. A l'exception de quelques-uns de ces derniers chez lesquels les sentiments affectifs ne sont pas totalement émoussés, la plupart des autres sont apathiques, indifférents, à moins qu'ils ne soient dans une phase d'excitation ou qu'on ne les contrecarre.

D'après la statistique établie par M. Garnier dans son livre sur *la Folie à Paris*, l'alcoolisme occupe comme fréquence le premier rang ; la paralysie générale et les affaiblissements intellectuels le troisième et quatrième rang. Le deuxième comme fréquence des entrées à l'Infirmerie appartient aux affections mentales, que M. Magnan, dans sa classification, désigne sous le nom d'états de dégénérescence mentale. Ils résultent de prédispositions héréditaires dues à l'existence chez les ascendants de tares psychiques ou nerveuses, telles que l'épilepsie, l'alcoolisme, divers délires chroniques, ou certaines lésions cérébrales et médullaires, toutes affections qui, si elles ne sont pas fatalement transmissibles, créent pour la descendance certaines prédispositions, subordonnées, il faut dire, aux vicissitudes de l'existence. Les malades atteints de folie du doute, d'impulsions au suicide ou à l'homicide, de dipsomanie, d'anomalies ou perversions sexuelles, de délire ambitieux, mystique ou hypocondriaque, conservent toujours un certain degré d'activité cérébrale et sont conscients de ce qui se passe autour d'eux. Ils ont, pour la plupart, le sentiment d'être la proie d'une force aveugle qui les terrasse : « Je sais fort bien ce que je dis ou ce que je fais, disait à M. Garnier un impulsif homicide, mais je ne sais pas ce qui est en moi de mauvais. » Un autre, atteint d'anomalie du sens génésique, répond convenablement, dit M. Garnier, à la plupart des questions que nous lui posons. On conçoit que ces malades éprouvent la plus vive surprise, la plus grande indignation de se voir conduits dans un milieu qui a toutes les allures d'une prison, avec les conditions hygiéniques en moins. « Pourquoi me mène-t-on en prison ? Je n'ai rien fait ! » voilà par quoi commencent la plupart des interrogatoires. « J'étais bien tranquille, pourquoi est-on venu me chercher pour me faire mal à la tête ? Et puis, ça sent mauvais là-dedans où je suis? — Pourquoi me garde-t-on en prison, puisque je n'ai rien fait à personne ? Et puis je ne peux pas dire que j'ai quelque chose à me reprocher. J'ai toujours travaillé pour gagner ma vie, mais j'étais toujours malade; Monsieur le médecin, je voudrais bien avoir de l'air, car j'étouffe dans ce réduit où je me trouve actuellement! » Tels sont les termes relevés dans diverses lettres que j'ai recueillies. D'autres écrivent qu'ils désirent que personne ne sache ce qui leur arrive, qu'ils parlent sous le sceau du secret.

De nombreux malades sont donc assez conscients pour souffrir beaucoup de l'installation très défectueuse du local de l'Infirmerie, d'autant plus que, pour éviter toute tentative de suicide, on est obligé de leur enlever les objets de première nécessité, tels que mouchoir, lunettes, etc. Ne connaissant pas pour la plupart l'affectation de cette partie du Dépôt, ils se croient en prison et font entendre des protestations qui augmentent d'intensité et de violence à mesure que leur séjour se prolonge.

On conçoit combien le fait de maintenir dans un milieu qui est loin d'être approprié à l'observation clinique des sujets aussi impressionnables que ceux auxquels nous faisons allusion peut leur être funeste. Voici par exemple un monsieur X..., licencié ès lettres, qui, avant d'être transféré à Sainte-Anne, reste plusieurs jours à l'Infirmerie, où il revient à un calme relatif pendant lequel, à côté d'idées confuses, indécises, il prononce les phrases que voici : « Je ne saurais affirmer en ce moment que je ne rêve pas... Je ne répondrais pas non plus que je suis bien éveillé... Ce qui se passe dans mon cerveau est étrange... Renseignez-moi, suis-je bien éveillé ? » Le milieu dans lequel ce malade s'était peu à peu ressaisi avant d'être transféré à Sainte-Anne n'était incontestablement pas fait pour lui éclaircir les idées.

LOCAL DE L'INFIRMERIE SPÉCIALE

L'Infirmerie spéciale est installée, 3, quai de l'Horloge, dans un petit bâtiment situé en contre-bas, au fond de la cour, entre deux vastes immeubles occupés, l'un par divers services de la Préfecture, l'autre par la Cour de cassation. La première impression, celle qui frappe tout d'abord le visiteur, est l'absence de clarté, de lumière; il s'y joint même, en plein été, une sensation de froid humide, accompagné d'une odeur particulière. Deux couloirs à angle droit, dont l'un absolument obscur, conduit au Dépôt, et l'autre, plus clair, au service des femmes, installé dans cette partie de l'Infirmerie dans le courant de 1904 et qui s'y trouve dans des conditions hygiéniques beaucoup plus favorables qu'auparavant. Sur ces couloirs s'ouvrent pour les hommes 11 cellules, dont 2 capitonnées; pour les femmes, 6; la plupart de ces cellules sont sans air, sans lumière et ne s'ouvrent sur les galeries intérieures que par une petite lucarne, qui sert à observer les gens qui s'y trouvent. Comme le nombre des entrants ajournés est souvent plus considérable que ne le comporte l'exiguité du local, on les double, on les triple au besoin, suivant le terme pénitentiaire, c'est-à-dire qu'on en met plusieurs dans la même cellule, en s'évertuant, dans la mesure du possible, de séparer les malades calmes des agités ; mais c'est parfois impossible. Mais, même calmes, ils s'inspirent en général une terreur mutuelle, désorientés comme ils le sont tant au point de vue du local que des idées. Ajoutez à cela la présence presque constante de malades qui hurlent, poussent des cris, vocifèrent en réclamant leur sortie, et l'on s'explique combien un séjour quelque peu prolongé dans ce milieu doit être pénible pour un cerveau même résistant. Moins favorisés que les détenus, les malades n'ont à leur disposition ni cour, ni préau, de sorte que si, pour une raison quelconque, leur séjour se prolonge outre mesure, ce ne peut être qu'au détriment de leur santé générale, qui nécessite une habitation aérée, une hygiène sévère et une alimentation substantielle. Rien de tout cela ne se rencontre à l'Infirmerie spéciale, et cette lacune n'aurait même pas grand inconvénient si les malades n'y séjournaient que quelques heures, vingt-quatre heures au plus. Rien ne serait plus facile, dans les cas douteux, de faire suivre, comme on le fait parfois, le certificat de la formule : « Nécessité d'une plus longue observation », et de transférer immédiatement les malades à Sainte-Anne, où ils sont dans des conditions hygiéniques bien autrement satisfaisantes. Malheureusement, l'orientation imprimée à l'Infirmerie par le Préfet de Police, celle de l'enseignement médico-légal, oblige les médecins, sous peine de laisser celui-ci sans sujets, à des ajournements d'assez longue durée, qui ne sont pas sans être préjudiciables à la santé des malades.

A l'exception des habitués, pour la plupart des ivrognes endurcis, peu de malades, pour une raison ou une autre, acceptent la nourriture de l'Infirmerie, qui n'a que des rapports fort éloignés avec celle que l'on préconise dans les cas d'aliénation. Cette nourriture se compose par jour d'un demi-pain, dénommé pain blanc, dont l'aspect se rapproche assez de celui du pain de munition, d'un bouillon et bœuf à dix heures; de légumes secs, haricots, lentilles, riz ou pommes de terre à trois heures. La plupart des malades ne touchent pas à ces aliments, soit qu'ils ne leur plaisent pas, soit par suite de leur état morbide, qui les porte à ne pas s'alimenter. Le service médical a bien le droit de prescrire un régime extraordinaire, mais paraît avoir une certaine répugnance à y avoir recours.

Un des autres inconvénients du séjour prolongé à l'Infirmerie est l'absence de vêture et de soins de propreté. Les entrants conservent leurs vêtements, mais beaucoup d'entre eux en sont dépourvus, soit qu'on les leur ait enlevés ou qu'ils les aient perdus; d'autres les déchirent ou ne consentent pas à rester habillés. Comme il n'existe pas à l'Infirmerie de vêtements spéciaux, ils restent nus dans leurs cellules, ce qui peut être une cause de complications pulmonaires, toujours à redouter chez les aliénés. Bien qu'on ait doublé le personnel depuis le mois d'août 1904, l'installation intérieure de l'Infirmerie ne permet pas de leur donner les soins de propreté et de toilette indispensables.

L'INFIRMERIE SPÉCIALE DEVANT L'OPINION

Les inconvénients de l'Infirmerie spéciale, tant au point de vue des malades que de leur famille, n'ont pas été sans frapper depuis longtemps les administrateurs et les médecins, qui ont essayé d'apporter quelque amélioration dans le service. Des protestations nombreuses se sont fait entendre depuis 1860 jusqu'à ce jour; elles n'ont jamais abouti, et bien au contraire la situation s'est aggravée de plus en plus par suite de l'accroissement considérable des malades et par suite aussi de l'organisation dans ce milieu, qui s'y prête si peu, d'un cours clinique de psychiatrie médico-légale.

Je suis convaincu que, si les influences qui se sont dépensées en faveur de cette dernière institution s'étaient produites dans l'intérêt général, la plupart des inconvénients que nous signalons n'existeraient plus, et l'accomplissement des formalités légales nécessaires à un internement s'effectuerait au grand jour au lieu d'avoir lieu dans la pénombre d'une prison.

Par un arrêté en date du 27 décembre 1860, le Préfet de la Seine, M. Haussman, institua une commission, composée de médecins et d'administrateurs dont l'objet consistait à s'occuper des améliorations et réformes à opérer dans les services des asiles d'aliénés. Le rapporteur de cette commission, M. F. Barrot, s'exprimait de la façon que voici : « Aujourd'hui, les aliénés ramassés sur la voie publique ou arrêtés sur la dénonciation de la famille ou des voisins sont amenés à la Préfecture de Police, enfermés et privés des soins urgents et spéciaux que réclame au début leur infirmité. Les médecins entendus dans la commission s'accordent à dire que cette première et cruelle station exerce une influence quelquefois funeste sur le cours de la maladie.

Ils ont accueilli avec une satisfaction marquée le projet d'un bureau où les admissions provisoires, pendant l'accomplissement des formalités légales, s'effectueraient dans les conditions que nous venons d'exposer. La dignité des familles et des individus serait plus respectée par une hospitalité prudente et discrète que par cette sorte de détention toujours équivoque et blessante, dans l'enceinte d'une prison. » Les conditions auxquelles M. Barrot faisait allusion, et qui ont été votées, étaient les suivantes: création à Paris : 1° d'un asile central où seraient admis tous les types d'aliénation, et où serait organisé l'enseignement par la clinique ; 2° d'un bureau d'admission annexé à l'asile central pour la réception, l'examen et la répartition des individus aliénés.

Dans la Session de 1862, le conseil général votait le principe de la création de cet asile clinique ; en 1863, un Décret du 30 juillet déclarait d'utilité publique l'ouverture de cet asile, qui ne commença à fonctionner que le 1er mai 1867. Le Bureau d'admission fut institué sous le nom de Bureau central d'examen.

Une seconde commission, nommée par M. Ferdinand Duval, le 27 janvier 1873, pour l'examen de diverses questions relatives aux aliénés eut aussi à s'occuper de l'Infirmerie spéciale. C'est dans le sein de cette commission que le Dr Loiseau déclara, comme nous l'avons déja fait remarquer, que le Bureau d'admission ne put fonctionner par suite de l'opposition du Préfet de Police, qui ne voulait pas abandonner ses prérogatives.

Dans la séance du 30 mai, le Dr Blanche demandait pour les familles peu aisées la possibilité de faire soigner leurs malades dans les asiles publics sans les faire passer par le Dépôt de la Préfecture de Police, passage qu'il considère comme réellement pénible.

Le Dr Bourneville, médecin de Bicêtre, s'exprimait ainsi il y a quelques années : cette obligation (le passage à l'Infirmerie) est très pénible pour les familles et souvent dangereuse pour les malades, principalement pour ceux qui ont encore une partie de leur raison ou ceux qui sont atteints de certaines formes d'aliénation. »

M. Adolphe Guillot, juge d'instruction, membre de l'Institut, a publié en 1892, dans la *Revue pénitentiaire*, sur les prisons du Palais de justice (Dépôt de la Préfecture, Conciergerie, Souricière), un article où il s'occupe surtout des filles soumises et des enfants. Incidemment, il y formule le vœu basé sur l'insuffisance des locaux, que l'Infirmerie spéciale des aliénés soit enlevée du Palais, où sa place ne serait à aucun point de vue. Je ne partage pas sous ce rapport la manière de voir de M. Guillot, car je considère que ce service, dirigé en connaissance de cause et avec le désir de le limiter à ses véritables attributions, pourrait rendre les plus grands services comme annexe médico-légale du Palais de justice. Mais, tant que l'administration préfectorale aimera à se persuader que le Dépôt est un lieu d'asile, qu'on doit s'y plaire dans une certaine mesure, aucune amélioration ne sera possible. Comme le dit si justement M. Guillot, le Dépôt n'étant pas une prison, mais un lieu d'attente, on n'y observe pas les règles protectrices de la liberté individuelle. Et cette remarque s'applique bien plus aux aliénés qu'aux autres détenus. La Préfecture de Police ignore ce que sont les malades de ce genre, les égards et les soins qui leur sont dus ; elle se croit autorisée à les maintenir sous son toit bien plus longuement que ne le comporte l'accomplissement pur et simple des formalités légales, et cela au grand préjudice des gens qui y échouent.

M. Garnier, l'ancien médecin en chef de l'Infirmerie spéciale, s'exprime de la façon suivante : « L'exiguité du local dévolu à ce service si important, déjà constatée il y a de nombreuses années, devient tous les jours de plus en plus manifeste avec l'accroissement si rapide de la clientèle de l'Infirmerie spéciale; accroissement, je le rappelle, qui a été de 30 p. 100 dans ces quinze dernières années seulement. Des projets, des plans ont été présentés et examinés à l'effet de remédier à cet état de choses. Des considérations d'ordre budgétaire sont toujours intervenues au dernier moment et ont, jusqu'à ce jour, fait ajourner une transformation pourtant bien urgente à tous les points de vue. Pour ne pas créer à l'Infirmerie un encombrement d'autant plus préjudiciable que les conditions d'hygiène laissent plus à désirer, les médecins se trouvent contraints de statuer plus hâtivement qu'ils ne le voudraient. »

Le ministre du Commerce actuel, M. Dubief, qui est un ancien aliéniste, demande dans la discussion des articles de son projet de loi sur le *Régime des aliénés* que ceux-ci ne soient jamais confondus avec des condamnés ou des prévenus ni déposés dans une prison. C'est l'hôpital qui doit les recevoir, et c'est toujours dans un quartier ou dans un local spécial que doivent être mis en observation les inculpés présumés aliénés.

« L'article 30 complétant ces mesures veut que l'aliéné ne soit retenu dans les hôpitaux et hospices ordinaires que le temps nécessaire pour pourvoir à leur transfèrement dans l'asile. C'est dire qu'à Paris, notamment, doit disparaître l'Infirmerie du Dépôt de la Préfecture de Police, où de malheureux malades, honnêtes femmes ou braves ouvriers, dont la raison a chaviré, sont jetés pêle-mêle dans la plus abominable promiscuité avec les filles de joie, les escarpes et les gredins de toute sorte, produit des rafles quotidiennes de la police.

« L'aliéné doit être conduit directement à l'asile ; cette exception actuelle doit devenir la règle. Seuls, les aliénés dont l'état mental peut être méconnu et qui auront été arrêtés pour délits ou crimes devraient être conduits à l'Infirmerie du Dépôt, et encore faudrait-il qu'une organisation plus humaine, plus conforme aux lois de l'hygiène, vînt opérer dans ce service une transformation chaque jour plus nécessaire (1). »

(1) *Rapport sur le régime des aliénés*, par M. F. Dubief. Chambre des Députés. Annexe au procès-verbal de la séance du 1er avril 1903, pages 39 et 40.

On ne saurait mieux dire, et c'est vraisemblablement à la suite de la lecture de ces deux paragraphes qu'on a fait, l'an dernier, à l'Infirmerie, quelques modifications insignifiantes, telles que la fermeture à clé de la porte qui fait communiquer l'Infirmerie et le Dépôt, l'adjonction aux anciens gardiens d'infirmiers et infirmières d'asiles, pléthore de personnel qui ne change en rien la situation des malades.

L'ENSEIGNEMENT DE LA PSYCHIATRIE MÉDICO-LÉGALE PRATIQUE A L'INFIRMERIE SPÉCIALE

Il semblerait *a priori* qu'à la suite des nombreuses critiques formulées depuis 1860 contre l'installation défectueuse de l'Infirmerie, son encombrement, quelques tentatives aient dû être été faites pour améliorer cet état de choses. Il n'en est rien, bien au contraire, puisque, dans ce local, déjà si peu approprié à sa destination, le

Préfet de Police a encore autorisé la création d'un cours de psychiatrie. Et, comme je le démontrerai chiffres en main, ce cours ne peut fonctionner qu'à condition d'augmenter l'encombrement de l'Infirmerie dans de grandes proportions, en y maintenant par des ajournements volontaires, et faits exclusivement dans ce but, les malades intéressants pour la clinique. Joignez à cela que l'on choisit le moment particulièrement critique et grave où il s'agit de juger si on doit priver un homme de sa liberté ou la lui laisser, pour l'exposer à la curiosité de jeunes gens bien intentionnés, mais peu familiers avec ce genre de spectacle, et qui, par les manifestations imprudentes de leurs impressions, peuvent encore le surexciter. Ce sont là les objections qui, pendant de longues années, ont été faites à l'enseignement clinique dans les asiles, et cependant il ne s'agissait que de malades avérés, acclimatés à leur milieu. « C'est avec une grande réserve et une grande prudence, disait M. F. Barrot en 1860, que Esquirol, Ferrus, Leuret, Falret,

Baillarger ont fait des essais de clinique mentale. » Ces scrupules ne paraissent avoir touché ni la Faculté de Médecine, qui, à l'instigation d'un de ses membres, a demandé la création de ces cours, ni le Préfet de Police, qui les a autorisés. Rien cependant, dans la loi de 1838, n'autorise ce dernier à une semblable création. Quoique ses pouvoirs en matière d'*aliénation présumée* soient considérables et preque discrétionnaires, ils ne vont pas jusqu'à lui donner la libre disposition des sujets qu'on lui amène. Le seul rôle du Préfet de Police, en cette matière, celui auquel il devait se borner, en fait d'aliénation, disent des Instructions ministérielles en date du 22 février 1851, était « la surveillance et l'intérêt de la sûreté publique et individuelle ». Or, il me semble que la distribution de l'enseignement médical n'a que des rapports fort éloignés avec la sûreté publique, mais que, par contre, elle lèse profondément la sûreté individuelle des malheureux que la loi confie momentanément au Préfet de Police.

Et puis, quels rapports peuvent-ils avoir avec la médecine légale, les individus, hommes ou femmes, que l'on amène et qui, pour la plupart, n'ont commis aucun délit. Il y a bien, il est vrai, les prévenus et détenus qui émanent du bureau des Prisons et qui constituent d'ailleurs une infime minorité dans le nombre des sujets soumis à l'examen. Mais de quel droit s'autorise-t-on de cette promiscuité pour englober dans la même catégorie de simples malades et des détenus? Ces derniers eux-mêmes n'ont pas à être l'objet d'un examen médico-légal, mais d'un simple diagnostic qui renseignera l'administration ou les pouvoirs judiciaires sur la nécessité de les maintenir en prison ou de les envoyer dans un asile. L'examen médico-légal se fait ailleurs et sur réquisition spéciale du parquet.

Et, comme il s'agit de médecine légale, n'y aurait-il pas lieu de se demander jusqu'à quel point il est légal de présenter en public comme aliénés des sujets qui en la circonstance (placements ordonnés par l'autorité publique) ne peuvent être considérés comme tels tant que le Préfet n'en a pas, en vertu de l'article 18, ordonné le placement par un ordre motivé, énonçant les circonstances qui l'ont rendu nécessaire et inscrit sur le registre spécial prescrit par l'article 12 ? En quoi aussi est-il légal de donner communication aux élèves à propos de chacun d'eux, de leur dossier, qui renferme souvent des pièces confidentielles, telles que casier judiciaire, etc. ?

En admettant cette façon de faire, on serait en droit de soumettre à un examen mental, à une sorte de visite indicatrice, tous les prévenus de droit commun qu'on amène au Dépôt. Ce sont, pour la plupart, des dégénérés qui constitueraient un excellent champ d'études pour les psychologues.

Les cours de psychiatrie professés à l'Infirmerie spéciale ont débuté le 8 mai 1901, d'abord timidement à cause des objections de principe que faisaient à leur sujet les bureaux compétents. Ils n'ont pris leur essor que quand la Faculté de Médecine les a fait annoncer comme cours annexes, sur des affiches blanches signées du doyen.

Dès ce moment, l'administration préfectorale s'est crue dégagée de toute responsabilité, et, aux objections qu'a soulevées de ma part la pratique de cet enseignement, on m'a toujours opposé la couleur des affiches. Il est regrettable que celles-ci ne m'aient pas éclairé sur la nécessité pour la Faculté de Médecine d'emprunter à la Préfecture de Police ses détenus administratifs, quand elle dispose pour les besoins de l'enseignement d'une Clinique des Maladies mentales instituée à l'Asile Sainte-Anne par un arrêté ministériel en date du 8 octobre 1879, et dont le professeur Ball fut le premier titulaire.

Le promoteur de l'Institut médico-légal et avec lui le Préfet de Police considèrent peut-être la médecine légale des aliénés comme autre chose qu'un simple problème de diagnostic, dont il s'agit de fournir la solution à des juges. Et cependant les médecins tels que Fodéré, Georget, Marc, Lasègue, Tardieu, qui dans ces quatre-vingts dernières années ont constitué la médecine légale des aliénés, considèrent tous qu'elle n'est pas autre chose que l'application des connaissances de la pathologie mentale aux cas de procédure civile et criminelle dans lesquels il y a lieu de déterminer l'état mental de quelqu'un. C'est la définition même donnée par Marc et que je trouve reproduite dans le *Traité*, récemment paru, *de Pathologie mentale*, publié sous la direction de M. Gilbert Ballet.

Le rôle du médecin aliéniste, y est-il dit, est à peu près le même que son rôle de tous les jours : apprécier un état mental. Mais, tandis que, dans la pratique courante, cette opération a pour but d'instituer un traitement (médicaments, internement, etc.), en médecine légale, elle est faite en vue d'éclairer les magistrats dans un cas déterminé, de leur donner les éléments d'appréciation dont ils ont besoin. Le médecin qui désire se consacrer à la médecine légale des aliénés doit surtout acquérir une connaissance approfondie de la pathologie et de la clinique mentale, y joindre de la réflexion, du tact, du jugement, une certaine connaissance de la vie, et il sera à la hauteur de sa mission.

Ce serait une grande erreur de croire qu'un étudiant puisse se faire une idée même approximative de la direction d'une expertise d'après les cours et interrogatoires qui se pratiqueront devant lui à l'Infirmerie spéciale. Ils ne lui donneront que des connaissances illusoires qui se dissiperont bien vite au contact de la réalité. Pour apprécier la valeur légale des actes d'un aliéné, il faut pouvoir l'observer longuement, minutieusement, le suivre pendant un certain temps, assister à l'évolution de ses idées, de ses sentiments, qui se transforment parfois d'un jour à l'autre. C'est bien plutôt dans un service où les malades séjournent un certain temps, où ils sont sélectionnés pour l'étude, comme à la Clinique de la Faculté ou les services de Sainte-Anne, que le médecin, en quête de connaissances médico-légales, pourra parachever son éducation pratique. A l'Infirmerie, où les malades ne font que passer, il apprendra peut-être à les manier, à les interroger, autant que cela est possible pour quiconque n'a pas vécu longtemps au milieu d'eux ; mais il lui manquera toujours l'observation suivie, qui seule permet de porter des conclusions rigoureuses.

Néanmoins les cours de l'Infirmerie sont très fréquentés, et il assiste en général à chaque séance de trente à trente-deux docteurs ou étudiants arrivés aux termes de leur scolarité. Ils y sont attirés par la possibilité d'obtenir le diplôme de l'Institut médico-légal, qui leur facilite l'accès aux fonctions d'experts.

M. Garnier faisait deux cours par semaine, l'un, celui du samedi, consacré à la présentation des malades par le professeur ; l'autre, celui du mercredi, à l'interrogatoire des malades par les élèves. Depuis le 6 mai 1905, l'enseignement comporte trois cours, dont deux pratiques, à l'Infirmerie, et un théorique à la Clinique des Maladies mentales. On s'explique difficilement, à moins d'invoquer des raisons d'ordre personnel, que l'Institut de médecine légale et de psychiatrie ait cru devoir transférer au Dépôt de la Préfecture une partie de son enseignement, alors qu'il disposait des mêmes malades à l'asile Sainte-Anne et que les chefs de clinique y faisaient deux leçons par semaine, dont le progamme portait : *examens de malades* et *rédactions d'observations ou de rapports*.

En me plaçant sur un autre terrain, je considère comme absolument inhumain le fait de tourmenter par des interrogations fastidieuses, souvent mal dirigées, par suite de l'incompétence de ceux qui s'y livrent, des êtres qui viennent d'être arrachés à leur milieu, à leur famille, par la violence ou par des subterfuges.

Pour ne pas être taxé de parti pris, je citerai la description que donne du milieu dans lequel il professe le médecin chargé actuellement du cours de psychiatrie à l'Infirmerie spéciale. Cette description a paru dans le numéro de juin 1905 du *Mouvement Médical*, à propos d'une analyse du livre de M. Garnier sur *la Folie à Paris*.

« Nous voyons défiler devant nous les types les plus curieux et les plus dramatiques de la folie, au moment même où celle-ci, par l'éclat de ses manifestations, vient d'arracher ses victimes à leur milieu et à leur existence coutumière. La vérité et le mouvement de la vie animent ces pages dans lesquelles Garnier évoque devant nous, en des descriptions palpitantes de réalisme, l'image de ces malheureux. Nous voyons leurs contorsions et leurs grimaces, nous entendons leurs plaintes et leurs appels, nous assistons aux rêves terrifiants des alcooliques, nous écoutons les protestations et les menaces des persécutés, les confessions désespérées des mélancoliques, les gémissements des hypocondriaques, les litanies des mystiques, les déclamations des ambitieux, les doléances et les aveux des obsédés, des pervertis et des impulsifs, les divagations des déments. » Tout en faisant la part d'une certaine exagération, est-il admissible qu'on se croie autorisé à traîner devant un auditoire même scientifique des malades en pareil état, dont beaucoup sont, il faut le reconnaître, très désemparés, non par suite de leur maladie, mais en raison de l'entrave subite apportée à leur liberté.

Le fonctionnement des cours de psychiatrie comporte nécessairement trois interrogatoires pratiqués dans l'espace de deux ou trois heures au plus : d'abord l'interne, qui vient à onze heures recueillir une observation succincte pour signaler à son chef les malades intéressants, puis à midi le médecin lui-même qui désire confirmer le diagnostic, ou en établir un pour pouvoir faire une présentation plus complète, et enfin les élèves qui font à leur tour un examen clinique. Et tout cela sur un cerveau en plein désarroi, qui ne pense qu'aux siens dont on vient de le séparer brutalement, et qui ne songe qu'à protester contre cette séquestration. Aussi cet état d'âme est-il mis à profit pour amener le malade devant son auditoire d'élèves qu'on lui présente comme une commission chargée de recevoir ses réclamations.

Les médecins de l'Infimerie n'ont pas le temps d'acquérir sur ces malades une autorité suffisante pour les consoler et leur faire comprendre le sens de la mesure prise à leur égard. Se sentant l'objet d'une curiosité indiscrète, ils se replient le plus souvent sur eux-mêmes et se défendent contre toute confidence; en insistant, on ne peut qu'aggraver leur torture. Il va sans dire que je ne parle que des conscients, qui ont encore une lueur de raison; car les autres, les inconscients, sont toujours prêts à étaler leurs projets, leurs combinaisons, sans tenir aucun compte des circonstances, ni des lieux.

Les cours de clinique mentale ne sont possibles que quand le médecin, à force de douceur et de patience, est arrivé à conquérir la sympathie et la confiance de ses malades. J'ai vu M. Magnan obtenir sous ce rapport des résultats extraordinaires; les malades les plus réticents consentaient, sur ses instances, à faire devant les auditeurs de son cours l'aveu de leurs inquiétudes, de leurs appréhensions, de leurs tourments. Abstraction faite de son talent d'exploration, la bienveillance qu'il avait pu leur témoigner depuis leur entrée dans son service était parvenue à gagner leur sympathie, et ils parlaient pour lui être agréables. Les conditions mêmes du séjour à l'Infirmerie ne permettent pas aux médecins de faire naître chez les malades d'aussi bonnes dispositions. Aussi le caractère de leur affection est-il fatalement masqué, surtout pour des témoins inexpérimentés, par les récriminations et les protestations que leur arrache la privation de leur liberté. Ils devraient avoir droit au calme et au silence, ces malheureux dont la plupart viennent de subir les affres d'une séparation inexplicable pour eux, d'un transport vers un but inconnu, de l'entrée dans un local sinistre dont ils ignorent l'affectation, d'autant plus qu'une nouvelle épreuve les attend sous peu, c'est celle de la montée dans la voiture cellulaire du service de santé, qui doit les conduire à l'asile. C'est là seulement qu'ils pourront se reposer. Qu'un malade d'hôpital ou d'asile serve à l'enseignement en échange des soins qu'on lui donne, je le conçois ; mais qu'un malade qui n'est en somme arrêté qu'en vue de la sécurité publique soit mis en valeur dès son arrivée et jeté en pâture à la curiosité même scientifique de jeunes gens désireux de s'instruire, je trouve cela indécent et indigne de notre civilisation.

Un autre inconvénient de ces examens hâtifs, c'est la possibilité de présenter comme aliénés des gens qui ne le sont pas. Le fait, à ma connaissance, ne s'est jamais produit, et, avec un esprit aussi fin et aussi averti que l'était M. Garnier, la chose n'était pas à craindre, mais c'est une question d'homme. Il est parfois fort difficile de reconnaître, dès les premières apparitions d'un état mental, qu'une crise d'excitation ou de délire sera passagère, et cependant il y a beaucoup de ces états transitoires, — 421 en 1904, — qui ont trait à des personnes présentant à leur entrée des signes manifestes d'aliénation. Supposez qu'un de ces sujets assiste dans un état de demi-lucidité à une leçon sur ses tares nerveuses et héréditaires, sur l'instabilité de son caractère, l'invalidité de son cerveau, etc., et vous comprendrez dans quel état de préoccupation morale et de défiance de lui-même et, par suite, d'infériorité il se trouvera, lorsque, reconnu lucide, il sera mis en liberté. Et surtout que toute l'école allemande, — contrairement, il est vrai, à la manière de voir des aliénistes français, — admet que des délires transitoires peuvent se rencontrer « chez des individus sains avant et après l'accès ».

Mais ces inconvénients sont encore moins grands que ceux des ajournements, parfois d'assez longue durée, que nécessite fatalement la pratique de l'enseignement. Les entrées sont très irrégulières et n'amènent pas en général à jours déterminés des malades pouvant servir d'objets de démonstration. Il faut donc qu'il existe une entente entre les médecins pour ajourner jusqu'au jour du cours les malades susceptibles d'être examinés en présence des élèves ou interrogés par eux. Car il y a sous ce rapport nombre de non-valeurs ; c'est même pour cela qu'à Saint-Anne, à l'époque où j'étais chef de clinique adjoint du professeur Ball, le règlement nous autorisait à aller choisir, dès l'arrivée de la voiture du service de santé, quelques malades utiles à l'enseignement. Il n'y a pas, d'autre part, des entrées régulières et, pour un jour où il y aura surabondance, il y aura disette le lendemain. Inutile d'insister sur les inconvénients pour ces malades de séjourner, ne serait-ce que trois ou quatre jours, dans le milieu que vous savez.

Le cinquième Bureau connaît vraisemblablement aussi bien que moi les noms des sujets qui ont figuré aux leçons et la durée de leur séjour. Je crois inutile d'en publier la fastidieuse énumération. Abstraction faite des prévenus et détenus dont l'ajournement pourrait à la rigueur se défendre, la plupart de ceux des sujets qui n'ont pas été présentés dès leur arrivée sont restés à l'Infirmerie de trois à cinq jours. En voici cependant quelques exemples :

En 1903 : C. et S. du 2 au 7 février. — B. du 4 au 7. — R. du 7 au 11. — M. du 8 au 11. — C. du 14 au 18. — L. du 24 au 28.

D. du 27 février au 4 mars. — C. du 8 mars au 11. — V. du 18 au 21. — L. du 28 au 1er avril.

M. du 1er avril au 4. — B. du 5 au 8. — L. du 14 au 18.

L. du 5 au 9 mai. — G. et D. du 6 au 9. — D. du 13 au 16. — A. du 18 au 23.

P. du 14 au 20 juin. — D. du 17 au 20.

D. et T. du 8 au 11 juillet. — L. du 15 au 18.

En 1904, à la reprise des cours, les ajournements se reproduisent toujours, suivant le même type : C. et S. restent du 6 au 9 janvier. — H. et B. du 13 au 16. — A. du 19 au 23. — B. du 27 au 30. Les ajournements des mois suivants de 1904 et de janvier, février 1905, sont toujours d'une même durée et il me semble inutile d'insister plus longuement sur cette statistique.

Il ne saurait, en la circonstance, être question d'ajournements pour diagnostic douteux, car je ne voudrais pas faire à la mémoire de M. Garnier l'injure de supposer un instant qu'il eût osé présenter comme aliénés des sujets sur l'état mental desquels il n'était pas nettement édifié ; mais ce sont les nécessités de l'enseignement médico-légal, du recrutement des sujets présentables qui seules ont entraîné ces retards dans la décision à prendre.

On peut donc en déduire, sans être taxé d'exagération, que tout le fonctionnement actuel de l'Infirmerie spéciale gravite autour de la médecine légale et de l'enseignement ; si c'est là le but qu'a poursuivi le Préfet de Police, il y a parfaitement réussi.

Cette étude quelque peu succincte me semble cependant suffisante pour démontrer que la façon dont le Préfet de Police applique et interprète la loi de 1838 dépasse les attributions que la loi lui confère Ses pouvoirs consistent purement et simplement à ordonner d'office le placement de toute personne dont le maintien en liberté compromettrait en raison de son état d'aliénation la sécurité publique, sa propre sûreté et sa guérison. Rien ne l'autorise, même sous le couvert d'une délibération du Conseil de la Faculté de Médecine, à maintenir dans des locaux insalubres et inhabitables des malades qu'il ne doit garder en observation que le temps strictement nécessaire pour motiver ses arrêts et procéder à leur transfert dans un asile. L'installation dont dispose le Préfet de Police, très défectueuse par suite de circonstances indépendantes de sa volonté et contre laquelle protestent depuis 1872 tous les hommes compétents, devrait au contraire l'inciter à user de ses pouvoirs pour abréger le séjour des personnes arrêtées par voie administrative au lieu de le prolonger dans un but qui n'a aucun rapport avec leur propre sécurité. L'autorité préfectorale, quand il s'agit de prendre une détermination aussi grave que celle d'interner quelqu'un, se trouve dans une situation assez délicate, ne serait-ce qu'au point de vue de sa responsabilité morale, sans qu'elle complique encore son rôle en ouvrant ses services à l'enseignement. Les malades d'une catégorie toute spéciale qui y servent de sujets ont été insuffisamment observés pour qu'on puisse, sans crainte d'erreur, les utiliser comme objets de démonstration. Il serait donc à désirer, tant que la Loi de 1838 ne sera pas abrogée, que l'autorité préfectorale se confine dans ses attributions et ne se serve pas de sa toute-puissance pour s'attribuer un rôle d'éducateur pour lequel elle manque de compétence. Il est déjà peu admissible, comme le dit si justement M. Clémenceau dans sa proposition de loi sur les *Garanties de la Liberté individuelle*, qu'une question aussi délicate que celle de l'internement d'un citoyen, pour motif ou sous prétexte d'aliénation, puisse dépendre de la seule autorité préfectorale. Il pourrait ajouter qu'il l'est encore moins que l'enseignement de la pathologie mentale, qui nécessite tant de précautions pour être inoffensif, puisse fonctionner sans contrôle ni garantie dans un milieu qui ne s'y prête en aucune façon. Pour me résumer, voici en quelques mots les conclusions de mon travail.

Conclusions.

1° L'Infirmerie spéciale des aliénées près la Dépôt de la Préfecture de Police ne peut, sous peine de négligence ou de vexation à l'égard des personnes qui y sont amenées, être le siège d'un enseignement médico-légal. La durée du séjour de ces personnes supposées aliénées ne doit, sous aucun prétexte, dépasser le temps nécessaire pour permettre au Préfet de motiver ses arrêtés de placement;

2° La durée de l'observation médicale, subordonnée en principe aux nécessités du diagnostic, ne devrait pas dépasser quarante-huit heures, à moins que le personnel médical ne juge qu'il y ait intérêt, pour la sécurité même de la personne ajournée et reconnue saine d'esprit, à la garder quelques jours de plus à l'Infirmerie. Dans ce cas, les motifs de l'ajournement devront figurer sur la feuille d'entrée à la colonne des observations ;

3° Dans les états d'aliénation que les médecins supposeront devoir être transitoires et dans lesquels un diagnostic précis ne peut être établi qu'au bout de quelques jours, les malades devront être dirigés sur le Bureau d'admission de l'Asile Sainte-Anne, en faisant suivre le certificat, comme cela se pratique parfois, de la mention : « Nécessité d'une plus longue observation » ;

4° Les prévenus et détenus, soumis à une expertise médico-légale confiée à un des médecins de l'Infirmerie, ne devront pas, vu les mauvaises conditions hygiéniques de son installation, y séjourner plus longtemps que les autres malades ;

5° Les personnes soumises à l'examen seront, pendant leur séjour, l'objet, de la part du personnel, d'une surveillance rigoureuse tant au point de vue de l'alimentation que des soins corporels dont elles auront besoin.

TABLE DES MATIÈRES

Pages.

Avant-Propos 1
Statistique des entrées 5
Sorties 11
Organisation de l'Infirmerie spéciale 14
Clientèle de l'Infirmerie spéciale 16
Local de l'Infirmerie spéciale 27
L'Infirmerie spéciale devant l'opinion 32
L'Enseignement de la psychiatrie médico-légale pratique à l'Infirmerie spéciale 40
Conclusions 61

5739-05. — Corbeil. Imprimerie Éd. Crété.

CORBEIL. — IMPRIMERIE ÉD. CRÉTÉ.

www.ingramcontent.com/pod-product-compliance
Ingram Content Group UK Ltd.
Pitfield, Milton Keynes, MK11 3LW, UK
UKHW021157220726
13924UKWH00003B/1163

9 782014 450019